EXAMEN CHIMIQUE

D'UN

CALCUL BILIAIRE

(PRÉSENTÉ A L'ACADÉMIE DE MÉDECINE.

EXAMEN CHIMIQUE

D'UN

CALCUL BILIAIRE

PRÉSENTÉ A L'ACADÉMIE DE MÉDECINE,

SUIVI DE

CONSIDÉRATIONS

SUR LES DIFFÉRENTES PHASES DE SA FORMATION

et sur les meilleurs dissolvants des calculs biliaires,

PAR

M. GOBLEY,

PROFESSEUR AGRÉGÉ A L'ÉCOLE DE PHARMACIE.

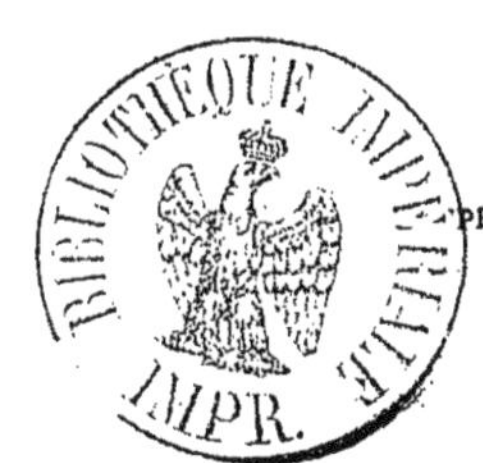

PARIS,

IMPRIMÉ PAR E. THUNOT ET Ce,

RUE RACINE, 26.

JUILLET 1861

EXAMEN CHIMIQUE

D'UN

CALCUL BILIAIRE

PRÉSENTÉ A L'ACADÉMIE DE MÉDECINE.

L'intéressant rapport fait, il y a quelque temps déjà, à l'Académie par M. le professeur Bouillaud sur une observation de M. Delmotte relative à un calcul biliaire expulsé spontanément par les selles, a été l'occasion de ce travail.

Les remarques de M. Bouillaud ne portaient que sur les points de vue médicaux. Dans le désir de compléter pour l'Académie le fait même sous le rapport chimique, M. Dubois, d'Amiens, a bien voulu me confier ce calcul. Je vais exposer le résultat des recherches que j'ai faites à ce sujet.

Ce corps, comme l'a fort bien dit M. Bouillaud, a la grosseur d'un œuf de pigeon ; il est fusiforme ; sa longueur est de 6 centimètres et sa circonférence dans son maximum d'épaisseur de 8 centimètres. Sa surface légèrement mamelonnée est polie, douce au toucher et d'un brun verdâtre; cette coloration est due à un reste de bile concrétée qui l'imprégnait à l'état frais.

Sa densité est inférieure à celle de l'eau, aussi lorsqu'on le plonge dans ce liquide, surnage-t-il ; sa consistance est un peu ferme, et cependant il est facile à briser. Lorsqu'on le scie soit dans sa longueur, soit dans sa largeur, on reconnaît qu'il est formé de trois stratifications distinctes : l'une centrale ou noyau, peu développée, d'une couleur jaune fauve, composée de matière colorante, de bile desséchée et de mucus. De ce noyau part en rayonnant de la cholestérine blanche et cristallisée presque pure.

L'enveloppe corticale de ce calcul est disposée assez régulièrement autour de la partie moyenne dont elle est tout à fait distincte. Son épaisseur est de $0^{m},006$; sa couleur est jaune fauve; elle est peu cristallisée et formée par des stries radiées qui sont composées de cholestérine et de matière colorante. Ces deux substances forment des couches concentriques superposées les unes aux autres, d'inégale épaisseur et séparées par des lignes légèrement noirâtres.

La substance de ce calcul prise en masse fond en petillant et en donnant lieu à des jets de lumière à la manière des corps gras. Les alcalis caustiques en solution étendue n'exercent aucune action sur elle. L'acide sulfurique concentré lui fait prendre une couleur orangée. L'éther sulfurique en sépare la cholestérine blanche et cristallisée, ce dissolvant n'ayant aucune action sur ses autres éléments. L'alcool bouillant en isole également de la cholestérine, mais il ne le fait qu'avec une extrême difficulté; il faut, pour arriver à la séparer d'une manière complète, employer une grande quantité d'alcool et avoir recours à de nombreux traitements. On ne peut expliquer, dans cette circonstance, l'action faible de ce véhicule qui est un des meilleurs dissolvants de la cholestérine, que par l'état d'agrégation où se trouve cette dernière substance et par son union avec la matèire colorante, avec le mucus et avec une petite quantité d'oléine et de margarine.

J'ai reconnu par l'analyse que le calcul soumis à mes expériences, déduction faite de l'eau qu'il renferme, est ainsi composé :

Cholestérine	97,50
Matière colorante et mucus.........	2,50
Oléine et margarine, traces.........	0,00
	100,00

Pour purifier la cholestérine qui en provenait, j'ai suivi le procédé ordinaire, c'est-à-dire que je l'ai fait bouillir un grand nombre de fois dans de l'alcool rendu alcalin par de la potasse caustique, et j'ai pu alors constater que, parfaitement isolée, elle présentait tous les caractères de la cholestérine.

Mais je n'ai pu examiner les différentes couches de ce calcul et leur contexture différente sans me poser quelques questions qui m'ont paru d'un certain intérêt.

Mes premières remarques portent sur la constitution de la partie centrale du calcul et par suite sur le mode de développement des graviers biliaires. Là comme sur d'autres points du corps l'action du mucus sur leur production est manifeste. Un grumeau de mucus accolant l'une à l'autre quelques particules de matière colorante a été le noyau, l'origine du dépôt cristallin de cholestérine qui constitue la plus grande partie du corps que j'ai analysé.

Or les recherches microscopiques démontrent que la bile contient des cristaux de cholestérine qui ne s'y trouvent pas dissous mais seulement à l'état de suspension. Ne se passe-t-il pas là quelque chose d'analogue à ce que nous observons dans certaines opérations chimiques où nous favorisons les dépôts cristallins par l'interposition de corps étrangers dans les solutions qui les contiennent? Un caillot sanguin, une sécrétion plus abondante de mucus déterminent, par l'addition de quelques parcelles de matière colorante, un noyau sur lequel viennent se déposer les particules cristallines.

Tels me semblent avoir été les faits qui ont présidé en particulier au développement du calcul qui m'occupe en ce moment, et qui, d'ailleurs, prennent, par l'examen de ce qui se passe pour les graviers urinaires, un degré plus prononcé encore de certitude.

Mais d'autres analogies se montrent encore dans le fait de l'addition successive des couches concentriques variées qui en forment l'enveloppe extérieure, soit que ces variations se soient manifestées, comme cela arrive dans les voies urinaires en vertu de modifications spéciales dans la sécrétion du liquide excrémentitiel résultant de certains états généraux ou locaux, soit parce que toute la cholestérine en excès dans la bile ayant été déposée, il s'est fait dans l'agglomération cristalline un temps d'arrêt. Les cristaux brillants ont cessé de venir s'ajouter au dépôt primitif, et la proportion du mucus et de la matière colorante augmentant, des couches nouvelles dans lesquelles dominent ces deux éléments se sont superposées. Plus tard, des quantités nouvelles de cholestérine déposées à mesure de leur apparition dans la vésicule ont constitué, unies au mucus, cette masse presque amorphe stratifiée qui forme la partie extérieure et la masse la plus volumineuse du calcul complet.

Le second fait qui a attiré mon attention a été la recherche du temps probable qu'une semblable production pouvait avoir mis à se développer.

Mais malheureusement il est difficile d'arriver, sur ce point, à des conclusions un peu rigoureuses. Sans être dans un âge avancé, la personne de qui provenait le calcul n'était plus jeune, et ce fait, qu'on ne rencontre guère que chez les vieillards des calculs volumineux, est déjà une preuve qu'ils ne se produisent en général que dans un long espace de temps. Ici d'ailleurs la structure intime, les nombreux dépôts successifs et variés qui indiquent des temps d'arrêt, des modifications dans l'état réciproque des éléments constituants de la bile, et par suite dans la santé du malade ne peuvent laisser de doute sur la longue durée de la formation du dépôt, durée que l'on aurait pu conclure d'ailleurs de l'ancienneté des douleurs qui semblent s'y rapporter et qui ont disparu lors de son expulsion.

Essayons maintenant de pénétrer dans un autre ordre d'idées et d'examiner les conditions chimiques qui peuvent présider à la formation des calculs biliaires ou la favoriser du moins. Quelques personnes ont pensé que, sous l'influence de causes générales, la constitution matérielle de la bile pouvait être modifiée à tel point qu'il en pourrait résulter une diminution dans la quantité de la soude qui tient la matière colorante en suspension, et que, par suite, cette matière se trouvant en excès par rapport à son dissolvant, doit se précipiter. D'autres ont fait jouer un rôle aux acides dans la production des calculs; on sait, en effet, que la matière colorante dissoute dans une liqueur alcaline en est précipitée par les acides; on sait aussi que quelques gouttes d'acide minéral ajoutées à la bile, en séparent, au bout de peu de temps, de la cholestérine et des acides gras. D'après cela, on se demande si l'on ne pourrait pas expliquer, par une réaction acide que la bile aurait prise, le dépôt d'une petite quantité soit de matière colorante, soit de matière grasse, et en définitive le commencement de la formation des calculs.

Après ce rapide examen des questions que pouvait éclairer le calcul que je viens de décrire, j'ai naturellement été entraîné à me demander théoriquement et plus spécialement, au point de vue chimique, quels moyens thérapeutiques rationnels pourraient être mis en usage pour prévenir et combattre la disposition aux calculs biliaires.

Le traitement le plus simple, sans contredit, s'il était praticable, consisterait à dissoudre directement les calculs dans l'organe qui les renferme. C'est dans ce but que l'on a vanté et que l'on vante encore un mélange d'éther et d'essence de térébenthine qui est connu sous le nom de remède de Durande, et que l'on a préconisé les alcalins.

Les alcalins n'ont pas d'action dissolvante sur la cholestérine ni sur les calculs biliaires, et l'on ne peut nier cependant qu'ils n'exercent un effet salutaire. Toutefois faut-il admettre, comme on le pense généralement, qu'en amenant la saponification des matières grasses du sang, ils peuvent empêcher les dépôts de cholestérine. Cela n'est guère admissible, car les carbonates alcalins ne possèdent pas une action aussi puissante. Il est bien plus probable qu'ils exercent une action dissolvante sur le mucus et sur la matière colorante de la bile. Dès lors la tendance à la production de grumeaux semblables à celui qui forme la partie centrale du calcul que j'examine n'existe plus. Par suite la cholestérine a une propension beaucoup moins grande à se déposer, privée qu'elle est d'ailleurs de cette cause d'agrégation qui réside dans les propriétés agglutinatives du mucus. Elle s'échappe donc au dehors par les conduits biliaires sans déterminer d'accidents.

Dans la théorie qui fait jouer au développement d'une réaction acide un rôle important dans la production des graviers, les alcalins qui s'opposent, en modifiant toutes les humeurs de l'économie à cette altération spéciale sont encore formellement indiqués.

Quant au remède de Durande composé, comme on sait, de trois parties d'éther et de deux parties d'essence de térébenthine, quelques personnes lui ont attribué une influence occulte particulière sur le passage des calculs dans l'intestin. D'autres ont pensé qu'il agissait comme antispasmodique pour faire cesser le spasme, le resserrement des conduits de la bile.

Pour moi, je ne veux examiner ici que sa puissance chimiquement dissolvante. Déjà M. Martin Solon avait fait des expériences sur l'action réunie ou isolée des deux agents qui le constituent. J'ai à mon tour repris ces recherches, et j'y ai joint l'étude d'un grand nombre de dissolvants. En voici le détail :

Un calcul du poids de 0gr.,46 a été mis en contact avec 5 grammes d'éther sulfurique. Le calcul a gagné la partie inférieure du liquide, et, après vingt-quatre heures, il y a eu désagrégation complète.

Un autre calcul pesant 0gr.,55 a été placé dans un flacon avec 5 grammes d'essence de térébenthine. Au bout de vingt-quatre heures, il s'était détaché une couche de matière colorante, et il restait un noyau blanc très-volumineux qui ne s'est désagrégé d'une manière complète qu'après quarante-huit heures de contact. La cholestérine avait été dissoute comme dans l'expérience précédente.

Un calcul du poids de 0gr.,31 a été mis en contact avec un mélange de trois parties d'éther et deux parties d'essence de térébenthine (remède de Durande). La désagrégation a eu lieu au bout de vingt-quatre heures.

Ainsi, la désagrégation des calculs biliaires a été

plus prompte dans l'éther que dans l'essence de térébenthine, et plus rapide avec le premier de ces dissolvants qu'avec leur mélange. Examinons maintenant l'action de quelques autres liquides sur les graviers biliaires.

Un calcul du poids de 0gr.,57 a été mis en présence d'une dissolution de bicarbonate de soude contenant un dixième de son poids de ce sel. Au bout de huit jours, le calcul avait cédé une petite quantité de matière colorante, mais il n'avait éprouvé aucune autre altération. Après trois mois, il n'avait subi aucun changement sensible.

Un autre calcul pesant 0gr.,47 a été placé dans une solution saturée de sous-carbonate de soude. La liqueur s'est légèrement colorée en vert; mais, après trois mois, il ne s'était produit aucun changement.

Un calcul du poids de 0gr.,55 a été mis en contact avec de l'eau de savon; comme dans les deux cas précédents, le liquide a pris une légère teinte verdâtre, mais le calcul n'a subi aucune altération.

Après avoir constaté que les alcalis avaient une action moins puissante que l'éther et l'essence de térébenthine ou que leur mélange, j'ai cherché s'il n'existait pas d'autres dissolvants dans lesquels la désagrégation fût plus prompte; j'ai alors essayé les liquides suivants :

Un calcul du poids de 0gr.,32 a été mis en présence de l'huile d'amandes douces. Le calcul est tombé au fond du vase. Après huit jours, pas d'action sensible, seulement une petite quantité de matière colorante se sépare. Après quinze jours, et même après deux mois, pas de changement sensible.

Un deuxième calcul pesant 0gr.,44 a été placé dans un flacon avec de l'huile de naphte. Après quarante-huit heures, le calcul s'est divisé en trois parties, mais ce n'est qu'au bout de douze jours que la désagrégation a été complète. (On sait que l'huile de naphte est souvent employée en Allemagne.)

Un troisième calcul du poids de 0gr.,53, placé dans la benzine, a été désagrégé au bout de huit heures trente minutes.

Un quatrième pesant 0gr.,36, mis en contact avec l'amylène, a éprouvé une désagrégation complète après six heures de contact.

Un cinquième calcul pesant 0gr.,47, placé dans le sulfure de carbone, a été désagrégé d'une manière complète au bout d'une heure quarante minutes de contact. Le calcul se tenait à la partie supérieure du liquide qui s'est coloré presque immédiatement.

Enfin, un sixième calcul du poids de 0gr.,57, mis en contact avec du chloroforme, a été désagrégé en moins d'une heure vingt minutes. Le calcul s'était partagé très-promptement en plusieurs noyaux blancs qui n'ont pas tardé à disparaître. Le liquide, à la surface duquel nageait le calcul biliaire, avait pris rapidement une couleur jaunâtre.

Dans toutes ces expériences, la cholestérine entrait toujours en dissolution dans le liquide, et elle pouvait être obtenue parfaitement blanche. La matière colorante et le mucus restaient indissous.

Ne résulte-t-il pas des nombreux essais auxquels je me suis livré que le chloroforme est l'agent le plus puissant pour dissoudre les calculs biliaires, et qu'on doit le préférer à l'éther, à l'essence de térébenthine, et aux autres liquides que j'ai indiqués plus haut? Il peut être administré dans une potion, ou mieux en sirop sous la même forme que le sirop d'éther.

Il est bien entendu que je n'ai pas la prétention de décider ici la question de savoir s'il est réellement utile d'introduire dans l'appareil digestif des liquides dissolvants de la cholestérine, dans l'espoir de dissoudre des graviers contenus dans les voies biliaires. Mais, en admettant que l'opinion défendue par un certain nombre de médecins soit fondée, j'ai simplement cherché à mettre à leur service le plus commode et le plus sûr de ces agents, qui peut d'ailleurs, aussi bien que l'éther, exercer sur ces conduits l'action antispasmodique à laquelle on a attribué quelquefois les succès obtenus à la suite de son administration.

Paris. — Imprimé par E. Thunot et Cᵉ, rue Racine, 26.

www.ingramcontent.com/pod-product-compliance
Ingram Content Group UK Ltd.
Pitfield, Milton Keynes, MK11 3LW, UK
UKHW020553230726
13925UKWH00006B/2577

9 782019 263843